UN CHAPITRE

A AJOUTER]

A L'HISTOIRE PATHOLOGIQUE

DES

AFFECTIONS PARASITAIRES

Esquisse monographique du genre ixode, considéré dans ses rapports avec la pathologie

Par le Dʳ E. RAYMONDAUD

Professeur de Clinique chirurgicale à l'École de médecine de Limoges

Mémoire lu au Congrès international des Sciences médicales de Copenhague, dans la séance du 12 août 1884 (section de pathologie générale et d'anatomie pathologique).

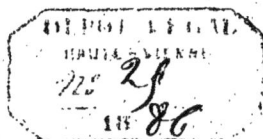

LIMOGES

Vᵉ H. DUCOURTIEUX, IMPRIMEUR-LIBRAIRE

7, RUE DES ARÈNES, 7

—

1885

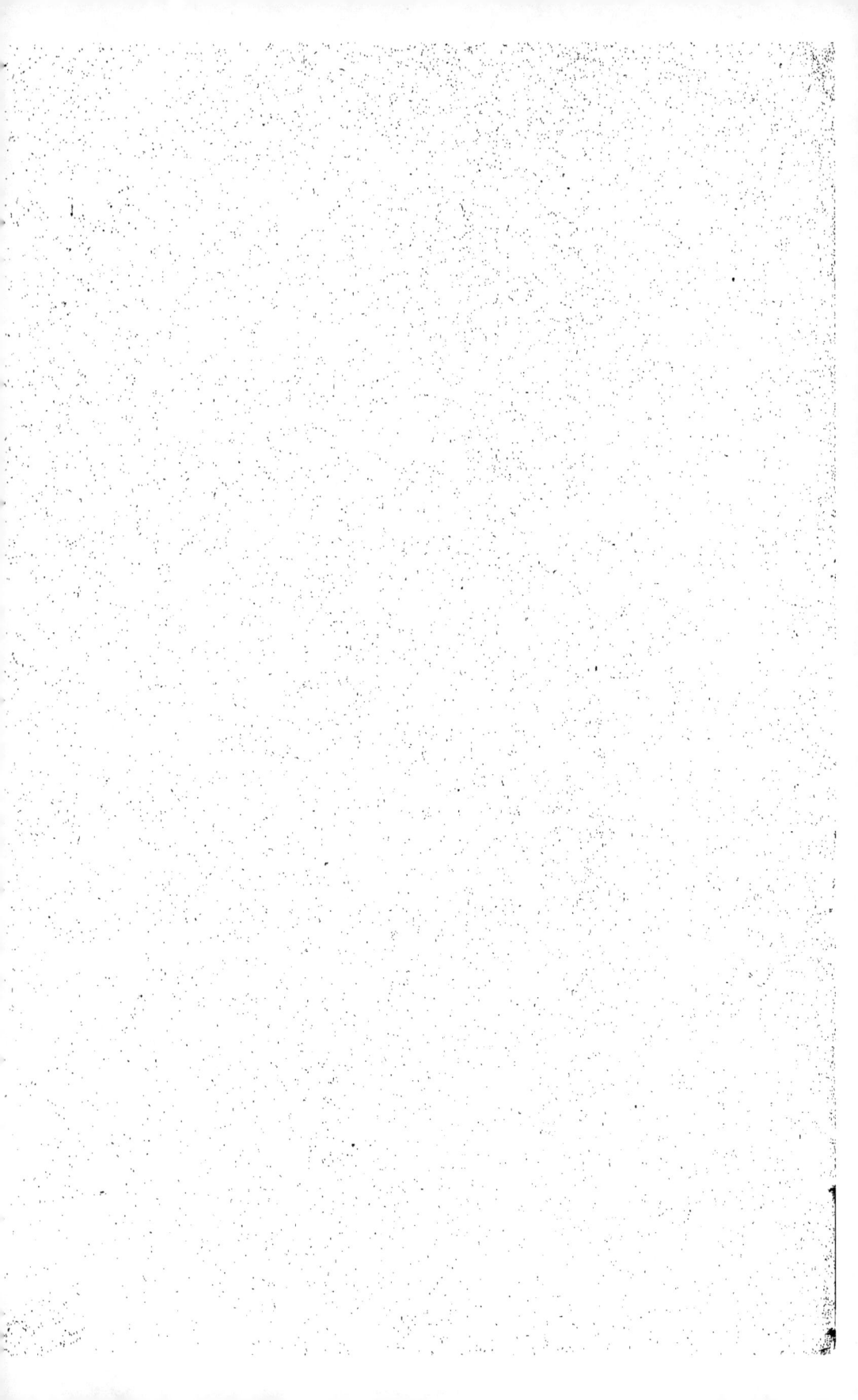

UN CHAPITRE

A AJOUTER

A L'HISTOIRE PATHOLOGIQUE DES AFFECTIONS PARASITAIRES

UN CHAPITRE

A AJOUTER

A L'HISTOIRE PATHOLOGIQUE

DES

AFFECTIONS PARASITAIRES

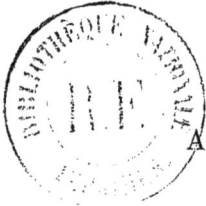

Esquisse monographique du genre ixode, considéré dans ses rapports avec la Pathologie

Par le Dʳ E. RAYMONDAUD

Professeur de Clinique chirurgicale à l'École de médecine de Limoges

Mémoire lu au Congrès international des Sciences médicales de Compenhague, dans la séance du 12 août 1884 (section de pathologie générale et d'anatomie pathologique).

LIMOGES

Vᵉ H. DUCOURTIEUX, IMPRIMEUR-LIBRAIRE

7, RUE DES ARÈNES, 7

1885

Inscrit dans le programme définitif du Congrès international des sciences médicales de Copenhague (3° section).

AOUT 1884.

Sur l'Ixodes, parasite peu connu de l'homme.
On the Ixodes, as a parasite but little known in the human body.
Über einen wenig gekannten Parasiten des Menschen (Ixodes).

PROF. E. RAYMONDAUD, LIMOGES.

Plusieurs espèces d'Ixodes attaquent, en parasites, l'homme et certains animaux. Les affections qui résultent des piqûres de ces arachnides, sont fréquentes et quelquefois graves.

Elles n'ont été étudiées, avec le soin qu'elles méritent, ni dans les traités de Pathologie, ni dans les ouvrages spéciaux sur les maladies parasitaires.

La notion fondamentale sur laquelle repose ce travail, est cependant fort ancienne; mais elle est restée stationnaire.

Les faits qui s'y rapportent sont si nombreux, qu'il suffit d'en citer un, pour susciter le souvenir de beaucoup d'autres.

Cette question intéresse:

1° Les médecins et les chirurgiens :

A côté de faits communs, comportant peu de gravité et qui cependant requièrent l'intervention d'un praticien instruit et d'une main exercée, certaines lésions de cette nature ont déterminé des accidents graves et peut-être la mort;

2° Les hygiénistes :

Il y a de fortes raisons de croire que les piqûres des Ixodes (Tique commune) jouent un rôle étiologique important dans la propagation de certaines affections virulentes, notamment des affections charbonneuses;

3° Les vétérinaires :

La plupart des animaux domestiques que ces praticiens ont à soigner, sont exposés aux lésions que produisent les différentes espèces ou variétés d'ixodes;

4° Les éleveurs :

Le nombre de ces parasites et les lésions qu'ils déterminent, sont quelquefois si considérables, qu'ils peuvent faire périr des animaux de la plus grande taille, décimer des troupeaux de bœufs, par exemple;

5° les naturalistes :

Dans la séance du 27 novembre 1867, de la société de chirurgie de Paris, ou fut présenté un ixode qui était resté six mois dans le conduit auditif d'un soldat de l'armée d'expédition du Mexique, la discussion montra que les savants qui y prirent part, étaient peu au courant de l'histoire naturelle de cet Acarien, que presque tous appelaient un insecte ;

6° Les administrateurs :

Une opinion accréditée parmi des hommes compétents, c'est que les paniques si étranges, que l'on observe quelquefois sur les champs de foire, peuvent avoir pour cause une tique implantée sur quelque partie délicate d'une vache ou d'un taureau ;

7° Enfin, les pères de famille :

Bon nombre d'observations se rapportent à des tiques adhérentes sur différentes parties du corps d'enfants, chez lesquelles elles causaient des douleurs plus ou moins vives.

L'auteur a réuni et coordonné, dans ce travail, un certain nombre de faits, afférents à son sujet et empruntés, les uns à l'histoire naturelle, les autres à la pathologie humaine et animale, de manière à en faire une esquisse monographique du genre ixode considéré comme parasite de l'homme et des animaux.

Des dessins coloriés, pris sur nature, par l'auteur lui-même, sont ajoutés aux descriptions et aux observations, les expliquent et les complètent.

ESQUISSE MONOGRAPHIQUE

DU GENRE IXODE

Considéré dans ses rapports avec la Pathologie

Plusieurs espèces d'ixodes attaquent, en parasites, l'homme et certains animaux.

Les ixodes étant en général peu connus, il convient de débuter dans ce travail, destiné à signaler les effets morbides de leurs atteintes, par leur détermination zoologique et par les renseignements qui peuvent servir à vulgariser leur signalement.

DÉTERMINATION ZOOLOGIQUE DU GENRE IXODE.

Les ixodes sont des articulés octopodes, dépourvus d'antennes, dont la tête et le corselet sont réunis en une seule pièce, caractères qui les distinguent des insectes, des myriapodes et les rangent dans la classe des arachnides. — Ils respirent par des trachées, condition qui les rattache à l'ordre des arachnides trachéennes. — L'absence de séparation entre le céphalo-thorax et l'abdomen les fait rentrer dans la famille des holêtres. — Par la disposition de leur appareil buccal, qui est conformé en suçoir, ils appartiennent à la deuxième tribu de cette famille, celle des acariens. — Le genre ixode, l'un de ceux dont se compose cette tribu, se distingue par les palpes qui engaînent le suçoir et forment avec lui une espèce de rostre, court et tronqué.

A ces indications générales, suffisantes pour déterminer la place du genre ixode dans la série zoologique, il est utile, eu égard à la spécialité et au caractère pratique de ce travail, d'ajouter les détails complémentaires suivants, que j'emprunte à l'ouvrage en cours de publication d'un naturaliste autorisé, M. Mégnin (1) :

SOUS-TRIBU DES IXODIDÉS.

« Acariens à rostre sans lèvre mobile, composé : 1° de deux maxilles soudés dans toute la longueur à une languette et à une lèvre formant un tout indivis, un dard rigide, lancéolé ou spatuliforme, portant inférieurement et quelquefois sur les bords des rangées de dents à pointes rétrogrades en nombre variable suivant les espèces ; 2° de deux palpes maxillaires, quadri-articulées, cylindriques ou aplaties, ou creusées en gouttières à leur face interne, de manière à former par leur rapprochement une gaine en deux parties ou valves, enveloppant le dard dans le repos ; 3° de deux mandibules terminées en harpon à triples ou quadruples crochets inégaux, articulé sur une longue tige glissant sur la face supérieure du dard barbelé et enveloppées ou non d'une gaine membraneuse chagrinée. Ce rostre est infère ou marginal ; dans le premier cas, il s'insère directement au tégument, dans le second cas, il s'articule à un écusson céphalothoracique polygonal, d'étendue, de forme, de couleur et d'ornementation variant selon les espèces, petit chez la femelle et ne dépassant pas le thorax, grand chez le mâle dont il couvre toute la face supérieure du corps et portant près des bords latéraux, à la hauteur de la deuxième paire de pattes, chez les mâles et les femelles, une paire d'yeux simples, quand ils existent.

» Pattes à six articles, dont les hanches immobiles sont fixées directement sur le tégument, terminées par un ambulacre constitué par une paire de crochets et une caroncule entière se plissant en éventail.

» Système respiratoire : trachées aboutissant à une paire de stigmates situés en arrière de la dernière paire de pattes et protégés par un périthrème discoïdal percé en écumoire, absent chez les larves.

» Appareil digestif sacciforme, lobé, à lobes symétriques rayonnants et digités.

» Organe sexuel mâle émergeant, comme chez les gamases, d'une ouver-

---

(1) Mégnin, *Les Parasites et les maladies parasitaires chez l'homme, les animaux domestiques et les animaux avec lesquels ils peuvent être en contact* (1880).

ture circulaire située entre les hanches des premières paires de pattes, près et en arrière du bec.

» Oviducte sous forme d'une ouverture transversale plissée, située au même endroit chez la femelle.

» Acariens ovipares, pondant un très grand nombre d'œufs. »

Genre ixode : « Corps aplati, ovalaire ou trapézoïdal, allongé ou élargi ; souvent festonné au bord postérieur et à angles arrondis chez les mâles qui ont, en plus, la face supérieure entièrement coriace ; rectangulaire à angles arrondis, à petit écusson céphalo-thoracique polygonal chez les femelles. Rostre terminal, c'est-à-dire dont la base est insérée dans une fossette de la face antérieure du céphalo-thorax articulée supérieurement avec l'écusson ; à dard maxillo-labial, couvert en dessous de quatre à dix rangées d'épines à pointes rétrogrades ; palpes maxillaires épais ou aplatis en forme de lames de rasoir, quadri-articulés plus ou moins distinctement, généralement creusés à leur bord interne en gouttière valvaire. Mandibules en baguettes allongées, terminées par un harpon articulé. Yeux simples sur le plastron, près du bord interne, à la hauteur de la deuxième paire de pattes, ou nuls. Tarses simples, toujours mono ou bidentés inférieurement près de la pointe chez les mâles et quelquefois chez les femelles, terminés par un ambulacre à deux crochets et à caroncule plissée en éventail ».

Le nom d'ixode (de Ἰξώδης, visqueux) a été créé par Latreille. Il ne convient aux animaux qu'il désigne, que pour rappeler l'état dans lequel ils se trouvent pendant une certaine phase de leur existence, probablement celle qui correspond à l'une de leurs transformations. Ils sont alors enveloppés d'une substance muqueuse et gluante, ressemblant à du miel, qui paraît destinée à leur servir de moyen de protection et les rend méconnaissables.

Le genre ixode renferme un très grand nombre d'espèces, trente-deux d'après Koch. On en désigne quelques-unes, les espèces indigènes surtout, par les noms vulgaires de tiques et de ricins.

Le premier de ces noms est bon à conserver. Il dispense, provisoirement, d'une précision impossible à obtenir entre plusieurs espèces encore mal définies, imperfection peu regrettable d'ailleurs, au point de vue sous lequel la question se présente ici, toutes ces espèces ayant le même instinct parasitique, toutes, par conséquent, devant être traitées par l'homme, en ennemies des animaux et de lui-même.

La deuxième désignation est on ne peut plus mauvaise. Il y aurait un avantage incontestable à l'abandonner. Le nom de ricin prête en effet, à une confusion qui n'est que trop facile à commettre et qui a été commise

2

par des observateurs d'ailleurs fort instruits, par des naturalistes même.

En 1867, une tique importée du Mexique, dans le conduit auditif d'un soldat qui avait fait partie de l'expédition, fut présentée à la Société de chirurgie de Paris. Dans la discussion à laquelle cette présentation donna lieu, presque tous les orateurs qui prirent la parole, appelaient la tique *un insecte.*

La même erreur s'est glissée dans le *Dictionnaire d'histoire naturelle* de Ch. d'Orbigny. On y lit, à l'article ixode : « C'est au moyen de ces dents que *l'insecte* s'attache fortement à la peau des animaux qu'il suce. »

La raison de cette confusion, c'est que le nom de ricin, qui s'emploie banalement comme synonyme de tique, appartient en propre à un genre d'insectes, dont quelques espèces ont, avec les ixodes, une assez grande ressemblance au moins d'habitudes : ainsi, les insectes du genre ricin sont ectozoaires et faux parasites, comme les ixodes; mais ils diffèrent de ces derniers, sous le rapport dont il s'agit ici, par le peu de gravité de leurs piqûres. Ils en diffèrent surtout, considérablement, par leur organisation, les ricins et les ixodes appartenant à des classes différentes d'articulés, si bien qu'on peut dire qu'il y a, zoologiquement, autant de différence entre une tique et un ricin, qu'il en existe entre un oiseau et un poisson.

Il y a donc tout avantage à retrancher de la synonymie de l'animalcule dont il est ici question, le nom de ricin.

Il reste encore, pour le désigner, des noms en nombre surabondant. Ainsi, outre le terme scientifique d'ixode, qui s'applique au genre, et qui devra être complété par des déterminatifs spécifiques, lorsque la science sera plus avancée, outre celui de tique qui comprend toutes les espèces indigènes, nous trouvons la série des désignations locales, presque aussi nombreuse que celle des provinces dans lesquelles l'animal se rencontre.

On l'appelle pou des bois, puce maligne, aux environs de Paris (Dr Mauvezin.)

La passe, dans l'Anjou et le Poitou.

Pou de bruyère, loubasse, pédaud, pédarse, dans le Limousin.

Les désignations patoises sont encore plus multipliées et varient, non-seulement d'une province à l'autre de la France, mais quelquefois d'un arrondissement à l'arrondissement voisin du même département. Ainsi on dit :

Ligasta, dans le Bas-Languedoc (Moquin-Tandon).

Langasta, dans la langue provençale (Mistral).

Ligasto, en Périgord.

Loubacho, dans la Creuse (Dr H. Demartial).

Lobacho, Lambacho, à Oradour-sur-Glane (Haute-Vienne).

Lebrecho, Lembaùdo, à Saint-Germain-les-Belles (Haute-Vienne).

Outre ces noms vulgaires, l'animal a ses noms cynégétiques : c'est la louvette ou louette des piqueurs et des chasseurs.

Le savant Calépinus nous fait connaître quelques-uns de ceux sous lesquels il était désigné dans l'antiquité : « *Hoc grœci* Κρότωνα *vocant, latini redivium...., vernaculi nostri recas appellant.* »

Aristote lui donnait le nom expressif de Κυνόραίστης (qui tourmente les chiens). Hermann a latinisé le mot grec, pour en faire le nom générique de cynorœstes.

J'ai reçu des tiques de Corse, sous la dénomination de ceche.

On les appelle, en allemand, zechen.

Si, par le vice de la nomenclature, on peut être conduit à la confusion que je relevais tout à l'heure, une certaine similitude d'aspect peut aussi faire confondre les tiques avec des insectes autres que ceux qui appartiennent au genre ricin. Cette observation s'applique surtout au mélophage ou mallophage du mouton, diptère dégénéré qui foisonne dans les toisons des individus de la race ovine, dont il est le parasite spécial. On rencontre aussi, exceptionnellement, sur les mêmes animaux, diverses espèces d'ixodes.

Tique commune
du chien.

Mélophage ou mallophage
du mouton.

Un coup d'œil jeté sur les dessins ci-contre, qui représentent, l'un le mélophage du mouton, l'autre la tique commune du chien, fera comprendre que ces animaux peuvent aisément être pris l'un pour l'autre par un observateur peu au courant du sujet. Mais un examen attentif ne tardera pas à faire saisir les différences. Contrairement à ce qui ressort de la description du genre ixode, le mélophage (en Limousin, *bargeau*), a les trois parties du corps bien distinctes. La tête, trigone, porte un ocelle à chacun de ses angles latéraux. De l'angle terminal, antérieur, émerge le suçoir qui quelquefois prolonge l'axe de l'animal, mais le plus ordinairement s'incline à droite ou à gauche, ou bien se dirige verticalement en bas. Le thorax, qui ne dépasse pas le volume de la tête, est formé de trois anneaux écailleux. Il porte six pattes disposées en trois paires. Ces pattes sont composées de quatre articles. L'article terminal est pourvu d'un crochet. L'abdomen, la partie la plus volumineuse de l'animal, est un peu plus long que large, déprimé à son bord postérieur, en forme de calebasse. Il est susceptible de se gonfler et de prendre une coloration rouge plus foncée qu'à l'ordinaire, quand l'animal est repu, mais sans jamais acquérir le volume énorme que prend, dans les mêmes circonstances, l'abdomen de la tique. Cette partie, d'un brun rougeâtre, est parsemée de taches plus foncées, disposées en lignes courbes transversales. A l'extrémité de la face ventrale, on aperçoit une petite dépression au fond de laquelle est l'orifice anal.

Ces insectes sont agiles et cheminent rapidement sur un plan uni. Le crochet qui termine leurs pattes leur permet de se prendre à tous les objets qu'ils rencontrent, mais nuit à leur progression à travers les toisons dont les fils embarrassent leurs pattes. Ils sont voraces. Quand ils sont séparés de l'animal sur lequel ils vivent en parasites, ils s'attaquent les uns les autres et se font de mortelles blessures. On en trouve souvent deux, étroitement unis par le suçoir de l'un implanté dans l'abdomen de l'autre. Quand on les sépare, on aperçoit distinctement la plaie résultant de la pénétration du suçoir.

Le mélophage du mouton attaque-t-il l'homme? — Les bergères en trouvent souvent sur elles-mêmes, surtout à l'époque de la tonte; j'en ai recueilli un, dans mon cabinet, sur les vêtements d'un paysan qui venait de conduire des moutons à la foire. Ces insectes sont toujours errants; jamais on ne les trouve fixés par leurs suçoirs. Ils ont donc peu de propension à élire domicile hors de leur habitation ordinaire. Leurs atteintes sont inoffensives pour l'espèce humaine. Les gens de la campagne n'en ont nul souci.

La digression à laquelle je viens de me livrer au sujet du mélophage, n'est point un hors-d'œuvre, puisqu'elle permet de résoudre un point délicat de diagnostic étiologique. Cette étude me ramène à celle des mœurs de l'ixode, sujet essentiel de ce travail.

Les anciens, amis du merveilleux, ont surchargé de détails de pure fantaisie, l'histoire naturelle de ces animaux, si intéressante dans sa simple réalité : « *Vermiculus seu bestiola quædam quæ infixo semper sanguini capite vivit, cui uni ex omnibus animalibus, cibi exitus non est, sed usque adeò intumescit satietate, ut ipso alimento moriatur.* » (AMBROSII CALEPINI, *Dictionnarium*, 1581.)

De nos jours, quelques erreurs, quelques incertitudes qui subsistaient encore, ont été rectifiées, éclaircies par les observations de M. Lucas et, plus récemment, par celles de M. Mégnin.

Voici ce que la science actuelle nous enseigne sur le compte des ixodes : Comme tous les faux parasites, ces animaux ont deux modes distincts d'existence, la vie individuelle et libre, la vie parasitique.

Les œufs déposés à terre, par les femelles, éclosent au bout de huit à quinze jours. Les larves qui en naissent sont hexapodes, petites, de couleur claire. Elles se répandent immédiatement aux environs du nid, cherchent à s'élever sur les herbes, sur les roseaux, sur les feuilles des fougères, sur les branches des genêts, des bruyères, sur les buissons, sur les broussailles, et déjà se manifeste en elles l'instinct qui les porte à chercher une proie. Pour la saisir au moment opportun, elles se tiennent suspendues verticalement par deux de leurs pattes, à la faveur du crochet dont ces membres sont pourvus, et quand un animal vient à passer à proximité, elles s'accrochent à lui par les pattes qui restent libres et quittent facilement la branche ou la feuille à laquelle elles étaient suspendues. A ce moment, commence la vie parasitique. Elle est alors peu active, l'appétit des larves n'étant pas développé. On les trouve sur des animaux sauvages, lièvres, lapins, campagnols, fouines, putois, furets, taupes, hérissons, errantes et conservant leur teinte claire. Elles empruntent peu de nourriture à l'animal sur lequel elles s'établissent.

La première métamorphose des ixodes consiste dans la transformation des larves en nymphes. Celles-ci ont huit pattes au lieu de six, des stigmates respiratoires et sont un peu plus grandes que les larves.

A cet état, les ixodes commencent à faire des blessures aux animaux sur lesquelles elles se fixent. Elles enfoncent leur rostre dans la peau de ces animaux et vivent de la suppuration que provoque la présence de ce corps étranger. Dans ces conditions, elles augmentent peu de volume, mais leur coloration devient plus foncée. Au dire de M. Mégnin, certaines nymphes d'ixodes, celles de l'ixode réduve notamment, pénètreraient sous la peau des grands animaux, et donneraient lieu à une affection furonculente toute particulière.

Ce qui manque aux nymphes des ixodes, pour être des ixodes parfaits, ce sont les organes sexuels. L'addition de ces organes caractérise la deuxième métamorphose.

A l'état d'ixodes parfaits, les mâles se distinguent des femelles par un caractère commun facile à constater; ils sont, à quelques exceptions près, plus petits que celles-ci.

D'ailleurs, les deux sexes diffèrent sensiblement l'un de l'autre, quant à l'aspect général, circonstance qui n'a pas peu contribué à maintenir une regrettable incertitude dans la détermination des espèces.

Cette incertitude est telle qu'un spécialiste, M. Mégnin, n'a pas cru pouvoir, en 1880, dresser encore le tableau des espèces du genre ixode.

Pour aider à cette détermination, tout détail peut avoir son importance.

— Parmi les individus qui m'ont été expédiés de Corse, j'ai noté des diffé-

rences frappantes. La plupart sont de forme ovale, de cinq à six millimètres de longueur, de couleur brun rouge, à écusson plus foncé, inscrit
en avant de l'abdomen, à bord postérieur festonné par dix hâchures.

L'un d'eux, de même forme et un peu plus grand que les précédents,
mais de couleur olivâtre, présente sur sa face dorsale, de petites éminences
gaufrées, plus foncées que le fond, au nombre de neuf, huit sur l'abdomen,
une sur l'écusson qui est comparativement très petit. Ces caractères lui
donnent la plus grande ressemblance avec une graine de ricin ; de toutes
les espèces ou variétés que je connais, c'est celui auquel s'appliquerait
le plus justement la désignation d'ixodes ricinus.

D'autres individus, que je dois à l'obligeance de M. le Dr Desourteaux,
d'Oradour-sur-Glane, sont parsemés, sur tout le corps, de paillettes d'un
blanc d'argent. Cette particularité, que je n'ai trouvée mentionnée nulle
part, mérite de l'être, parce qu'elle frappe vivement l'attention, même du
vulgaire. C'est le caractère sur lequel insistait le plus Joseph Zambelli,
le sujet de ma deuxième observation, pour signaler l'animal qui l'avait
piqué : « C'est, disait-il, une petite bête argentée. »

Cet ixode, de cinq millimètres de longueur, a l'abdomen ovale, non festonné, de couleur cendrée. L'écusson, petit, tranche par sa couleur marron,
sur la teinte claire de l'abdomen.

Quand vient l'époque du rapprochement des sexes, les mâles se mettent
en quête des femelles, et pour suppléer à l'insuffisance de leurs moyens
de locomotion, ils ont recours à différents animaux dont ils se servent
alors comme de véhicules. C'est ainsi, dit M. Mégnin, que la tortue
mauritanique sert de moyen de transport au mâle de l'ixode égyptien, dont
la femelle recherche les bœufs d'Algérie.

Le même auteur a décrit avec précision le mode de copulation des
ixodes, longtemps inconnu. Les organes sexuels étant très rapproché du
rostre, le rostre du mâle sert de guide à l'organe copulateur, en même
temps qu'il maintient, pendant le temps nécessaire, l'adhérence intime du
mâle et de la femelle.

La femelle fécondée acquiert un appétit vorace. — Pour satisfaire au
besoin de développement des œufs nombreux dont son appareil gestateur
est rempli, elle suce avec avidité le sang des animaux sur lesquels elle s'est
fixée. Elle arrive ainsi à décupler son volume primitif. C'est pendant cette
période que son action parasitique est le plus nuisible aux animaux. On
assure que la multiplication de ces parasites, dit M. Milne-Edwards, est
quelquefois si considérable, qu'ils font périr d'épuisement les bœufs et
les chevaux sur lesquels ils se sont fixés. (*Éléments de zoologie*, p. 985.)
Le fait a été constaté, au dire de M. Lucas, pour les bœufs d'Algérie,

envahis par les grandes espèces d'ixodes africains. On comprend sans peine ce résultat, quand on sait que chaque femelle repue de l'ixode égyptien, contient quatre grammes de sang ; qu'on trouve de ces parasites par centaines, sur le même animal ; qu'aux femelles repues qui se détachent, succèdent d'autres femelles à jeun, et que cette succession se continue pendant toute la belle saison. — Les espèces indigènes, de moindre volume, causent sans doute moins de dommage, mais ne laissent pas d'en causer de même nature. Elles sont suspectes d'en produire d'un ordre différent, beaucoup plus grave, en servant de moyens de transport à certaines affections contagieuses d'un animal à d'autres. Enfin, elles sont accusées de déterminer éventuellement certains accidents sur l'origine desquels il serait bon que se portât la surveillance des administrations municipales. Les tiques affectent de préférence, pour se fixer, la face interne des cuisses et les environs des organes génitaux des bœufs, des vaches et des taureaux. Dans ces régions, dont elles ont peu de peine à perforer la peau fine et souple, elles trouvent un sûr abri contre l'action de la langue et de la queue. Cette prédilection des tiques pour les régions que je signale, avait été remarquée par un des plus anciens auteurs de la science agricole : « *Ventri quoque, et sub femina manum subjicere convenit..... ut redivii (qui plerunque feminibus inhærent, eximantur.* » (COLUMELLA, *De bobus domandis.*)

L'irritation que provoque, dans les animaux de la race bovine, la piqûre des tiques sur des points extrêmement sensibles où ne peut s'exercer l'action de leurs moyens naturels de défense, peut déterminer dans l'un d'eux, un accès de fureur qui, propagé par l'imitation, cause ces singulières paniques que l'on observe quelquefois dans les foires ou sur les marchés de bestiaux.

Il faut savoir d'ailleurs que, bien que certaines espèces d'ixodes soient propres à certains pays, il y a des espèces cosmopolites et que, à défaut de la proie qu'elle préfère, une espèce d'ixode peut se fixer sur n'importe quel animal qui se trouve à sa portée.

L'ixode égyptien, par exemple, la plus grande espèce connue, est devenu indigène dans le midi de la France, par suite des transports réguliers qui s'y font du bétail d'Algérie, et du séjour momentané de ce bétail aux environs de Marseille. M. Mégnin a même recueilli un grand nombre d'individus de cette espèce, à l'abattoir de Vincennes. Les bœufs de la métropole, si l'on n'y prend garde, ne sont donc plus à l'abri des atteintes du redoutable parasite qui ravage les troupeaux de la colonie algérienne.

A mesure que la femelle fécondée absorbe les sucs de l'animal sur lequel elle s'est fixée, elle change de couleur, dé volume et d'aspect. Généralement la coloration se fonce. De comprimée qu'elle était, comme une graine de lin, elle devient ampullaire, par le développement de son abdomen qui égale rapidement le volume d'un pois ou d'une graine de ricin. — Dans les grandes espèces, il peut aisément atteindre celui d'une olive et même d'une muscade.

Quand elle est repue, elle retire son rostre, se laisse tomber à terre et y pond ses œufs. M. Mégnin évalue à douze mille, le nombre de ceux d'une seule ponte. Ces œufs forment donc un amas assez considérable et comme l'oviducte est très rapproché du rostre, le rostre disparaît au milieu de cette masse, circonstance qui a fait croire pendant longtemps que ces animaux pondaient par l'orifice buccal. M. H. Lucas a rectifié cette erreur dans les *Annales de la Société entomologique de France*, en 1836.

La ponte dure de quinze à vingt-cinq jours ; quand elle est terminée, la mère se trouve revenue à peu près au volume qu'elle avait avant d'être fécondée. Son abdomen présente l'aspect d'un sac vide ; l'animal languit et meurt.

Pour compléter la liste des animaux sur lesquels des ixodes ont été rencontrés par divers observateurs, il faut ajouter à ceux qui ont été précédemment énumérés : parmi les animaux sauvages, le cerf, le chevreuil, la martre, l'unau, le tapir, l'écureuil, le muscardin, la chauve-souris, le verdier, le goëland, différentes espèces de tortues et de lézards ; parmi les animaux domestiques, les différents individus des races bovine, ovine, canine, équine, la chèvre ? et le chat ? — Enfin, c'est le point capital, déjà énoncé au commencement de ce travail et qu'il me reste à développer : les ixodes attaquent également l'espèce humaine.

Ce fait, vaguement indiqué par Amoreux (*Des insectes réputés venimeux* ...., 1789), complètement négligé par les auteurs classiques de pathologie et d'anatomie pathologique, a été mentionné, mais d'une manière trop sommaire pour être utile, par quelques naturalistes, vétérinaires et médecins.

« Ces arachnides attaquent l'homme, dit Ch. d'Orbigny, et fréquemment elles se fixent sur les voyageurs et les chasseurs »

« Ces animaux paraissent assez indifférents sur le choix des individus ou même des espèces auxquels ils s'attachent. Lorsqu'un homme, un chien ou un autre mammifère passe à leur proximité,... ils s'y accrochent et se fixent. » (HURTREL D'ARBOVAL, *Dictionnaire de médecine vétérinaire*, édition Zundel.)

« On a parfois signalé des tiques chez l'homme et sur diverses parties

du corps. » (J. Chatin, *Nouv. Dict. de méd. et de chirur. prat.* 1878.)
Mais les observations particulières sont rares.

Moquin-Tandon en a rassemblé quatre, les premières peut-être qui
aient été publiées :

La première appartient à Raspail qui rapporte avoir trouvé plusieurs
fois des tiques sur la tête de sa fille, alors âgée de trois à quatre ans ;
l'auteur qualifie *d'atroces*, les démangeaisons éprouvées par l'enfant.

Deuxième observation. — Un jeune homme revenant de chasser dans
les environs de Melun, présenta sous le bras une petite saillie livide, du
volume d'une grosse lentille, accompagnée d'une douleur assez vive :
c'était une tique énorme qu'il avait prise dans un bois.

Troisième observation. — Dans son avant-dernier voyage en Algérie
(1856), le Dr Ernest Cosson se trouvant dans l'oasis d'Asla (province
d'Oran), fut obligé de dresser sa tente près d'un village, sur un empla-
cement qui sert habituellement de marché aux moutons. Le lendemain
matin, son domestique se réveilla portant, sur le mamelon droit, trois
tiques rapprochées, de la grosseur d'un pois. La présence de ces parasites
lui causait beaucoup de mal.

L'auteur ne fait que mentionner le quatrième cas : « On a vu, dit-il,
une tique pénétrer dans une petite tumeur du ventre d'une femme. »

On trouve à la page 147 des *Leçons théoriques et cliniques sur les affections cutanées artificielles* de M. Bazin (1862), une note communiquée à
l'auteur par M. Mauvezin, interne des hôpitaux, qui résume un nombre
assez considérable de faits observés par MM. Mauvezin père et fils, dans
le département de Seine-et-Marne.

« La tique, dit l'auteur de la note, est très commune aux environs de
Paris, du mois de juin au mois d'octobre. Elle ressemble assez bien à une
graine de ricin aplatie. Lorsqu'elle a sucé le sang des animaux sur lesquels elle s'est fixée, elle change complètement de forme ; sa tête est
enfoncée dans les tissus, et son abdomen gonflé et sphérique de la grosseur d'un petit pois, devient de couleur grise ou d'un gris rougeâtre ;
lorsqu'on essaie d'arracher la tique, sa tête reste dans les tissus. »

Suit l'indication des accidents que détermine la piqûre de la tique sur les
mammifères et, en particulier, sur l'homme. Cet exposé est, jusqu'à
présent, le rudiment le plus étendu de la symptomatologie des blessures
de tique. — A ce titre, je crois devoir le reproduire en entier :

« Les chiens et surtout les moutons sont les animaux sur lesquels elle
se fixe de préférence ; il n'est pas rare de trouver quinze à vingt tiques à
la partie supérieure du cou des moutons, qui, le plus souvent, ne paraissent pas en éprouver grand malaise ; parfois pourtant, chaque petite plaie

devient le point de départ d'une inflammation gangréneuse qui n'est pas sans gravité.

» Chez l'homme, la tique détermine assez souvent des accidents qui ont pu en imposer pour une affection beaucoup plus grave, la pustule maligne : il importe donc de bien différencier ces deux maladies. —Accidents locaux. — Au moment de la piqûre, le malade éprouve une démangeaison bientôt suivie de cuissons plus ou moins vives. La peau rougit et cette rougeur s'étend un peu les jours suivants. Le plus souvent la tique tombe de très bonne heure, et si l'on n'a pas constaté sa présence, on se trouve fort embarrassé pour porter un diagnostic précis. Au bout d'un jour ou deux on voit apparaître, au centre de la rougeur, une petite eschare noirâtre, analogue à celle de la pustule maligne. Cette analogie est d'autant plus grande qu'il y a, en outre, au pourtour de l'eschare, un soulèvement épidermique et quelquefois même un cercle de petites phlyctènes.

» De plus, il s'y joint souvent un œdème considérable, présentant, comme celui qui accompagne la pustule maligne, une certaine élasticité ; quelquefois aussi on observe un engorgement des ganglions où se rendent les lymphatiques de la partie lésée ; mais jamais on ne trouve, à la base de l'eschare, ce noyau dur qui caractérise si bien la pustule maligne. Au bout de huit à dix jours, l'eschare est éliminée, laissant à découvert une petite surface qui ne tarde pas à se cicatriser.

» Accidents généraux. — Ce sont des accidents inflammatoires et nullement des accidents d'intoxication. Ils peuvent manquer ; mais lorsqu'ils existent, ils surviennent rapidement, du deuxième au troisième jour. Ils consistent en malaises, frissons, fièvre plus ou moins intense, signes d'embarras gastrique, etc.; mais cela ne va jamais jusqu'à causer des syncopes ou d'autres accidents graves ».

Quant au pronostic, M. Mauvezin ajoute : « Nous n'avons jamais vu mourir personne à la suite d'une piqûre de tique. »

Cette phrase, qui résume l'expérience personnelle de M. Mauvezin, ne saurait être donnée comme la formule générale du pronostic des piqûres de tiques.

Si l'on se rappelle les cas de morts par épuisement, observés chez les grands pachydermes et ruminants, à la suite de piqûres d'ixodes; si l'on compare les ulcères gangréneux signalés par M. Mauvezin, comme phénomènes consécutifs des piqûres de tique chez les moutons, avec les ulcères gangréneux que j'ai observés sur le cadavre qui fait le sujet de ma première observation (voir plus bas); si l'on songe que les différentes espèces d'ixodes, sans posséder en elles-mêmes la propriété de faire naître la pustule maligne, comme le croyait Maret, de Dijon, d'un insecte inconnu auquel il fait allusion, ces ixodes sont cependant très capables de transporter sur l'homme le principe charbonneux pris sur des animaux de l'espèce bovine, on comprendra que la léthalité des piqûres d'ixodes ne doit pas être considérée comme impossible, qu'elle est probable et que, dans tous les cas, la question doit être réservée jusqu'à plus amples informations.

Tel était à peu près l'effectif des observations publiées sur ce sujet, lorsque je lus, dans la séance du 29 décembre 1866, des Assises scientifiques du Centre, séant à Limoges, un travail, sous ce titre : *De la tique considérée comme parasite de l'espèce humaine.*

Il était basé sur l'observation suivante que j'emprunte au *Bulletin de la Société de médecine et de pharmacie de la Haute-Vienne*, année 1868.

Observation. — Le 13 septembre 1862, le corps d'un homme récemment mort fut trouvé dans la bergerie de la ferme des Belles, commune d'Isle, à cinq kilomètres de Limoges.

Son identité fut constatée. C'était un étranger qui, depuis quelque temps, vivait en état de vagabondage dans le pays. On savait que tous les soirs il s'introduisait clandestinement dans la bergerie pour y passer la nuit. — L'autopsie n'ayant pas été demandée par l'autorité qui me chargea de faire un rapport sur cet événement, il ne fut pas possible de préciser la cause de la mort, mais tout porte à croire qu'elle fut le résultat combiné des souffrances et des privations de toute espèce auxquelles expose la vie presque sauvage, à laquelle ce malheureux s'était abandonné et des lésions particulière que je trouvai sur diverses parties de son corps. Ces lésions vont être l'objet d'un examen détaillé :

Le cadavre ne présentait aucune trace de violence. Il était couvert de haillons, d'une maigreur extrême et d'une hideuse malpropreté. — La peau écailleuse, rouge et luisante par places, était parsemée d'ecchymoses, d'excoriations, de pustules livides, d'ulcères gangreneux. Les deux plus profonds occupaient, l'un le bord cubital de l'avant-bras gauche, près du poignet, l'autre le voisinage des dernières vertèbres lombaires.

La particularité fondamentale de mon observation est celle qu'il me reste à signaler :

A la partie supérieure et interne du bras gauche, existait une petite éminence globuleuse d'un gris cendré, du volume d'un pois, solidement adhérente à la peau, dans laquelle elle paraissait implantée.

Elles pouvait être prise, à première vue, pour une de ces excroissance polypiformes que l'on rencontre sur la peau d'un grand nombre de personnes. Un examen plus attentif me fit reconnaître que cette petite tumeur n'était autre chose qu'un animal vivant, fixé, par son appareil buccal, dans le derme du cadavre. J'essayai de le détacher ; mais les tentatives que je fis, me prouvèrent que l'animal se romprait plutôt que de lâcher prise, et j'enlevai d'un coup de ciseaux la partie de la peau sur laquelle il était fixé.

Il offrait alors l'aspect d'une vésicule distendue par un liquide. Sur le fond grisâtre de cette vésicule, représentant l'abdomen, deux lignes violacées, divergentes, s'étendaient longitudinalement. En avant de la face dorsale, une pièce écailleuse, taillée en écusson, tranchait par sa couleur brun-marron sur la teinte claire de l'abdomen. La tête, petite, était presque toute entière perdue dans l'épaisseur du derme. L'animal avait quatre paires de pattes, composées de plusieurs pièces articulées.

Je le conservai six mois dans l'eau alcoolisée, avec le lambeau de peau auquel il tenait. Au bout de ce temps, la petite masse étant désséchée, tomba sur le parquet, et dans cette chute, se fit la séparation des deux parties qui la composaient.

La dessication avait fait perdre à l'animal sa forme globuleuse. La face inférieure de l'abdomen s'était rapprochée de la supérieure qui était restée convexe. En cet état, ce petit corps avait l'aspect d'un cotylédon sec de lentille.

Trois ans avant la session, à Limoges, des Assises scientifiques du Centre, j'avais communiqué l'observation qui précède à la Société de médecine de la Haute-Vienne, le 4 mai 1863. Dans cette séance, M. le docteur Albert, médecin militaire, dit qu'il avait connu en Afrique un officier attaché à un bureau arabe qui, pendant plusieurs jours avait porté une tique implantée dans la peau du cou. Il prenait cette petite tumeur pour une verrue ; il en fut débarrassé par son père qui excisa la partie saillante de l'animal.

En 1867, plusieurs communications furent faites sur ce sujet, à la Société de chirurgie de Paris, sous le titre de : *Ixodes hominis.*

Il convient de remarquer d'abord que cette désignation n'est nullement motivée, si l'on y attache l'idée d'une variété zoologique particulière : il n'existe pas d'ixode propre à l'espèce humaine. — Ce titre ne peut donc être accepté que comme une simple désignation clinique.

Dans le compte rendu de la séance du 27 novembre de la savante Société, on trouve la mention suivante : « M. Alph. Guérin présente, au nom de M. le Dr Mauricet, de Vannes, un *insecte* désigné en entomologie sous le nom *d'Ixodes hominis.* Cet insecte, très commun au Mexique, s'était logé dans l'oreille d'un soldat de l'armée française d'occupation : il n'en est sorti qu'au bout de six mois ; pendant tout ce temps, il a provoqué des douleurs assez vives, qui ont été prises pour des phénomènes de névralgie, et traitées en conséquence. La sortie de *l'insecte* a été suivie de la cessation des douleurs d'oreille et de la guérison complète du malade. »

« M. Desprès, dans une communication faite à la même Société, le 11 décembre 1867, nous apprend que cet *insecte* se rencontre ailleurs qu'au Mexique; on le retrouve en France, non-seulement dans les campagnes, mais encore dans les villes, puisqu'il vient, pour sa part, d'en observer un à Paris, chez un vieillard de soixante-neuf ans, habitant les environs de l'hôpital de Lourcine. Cet homme a constaté, il y a six semaines environ, l'apparition sur son abdomen, d'un petit bouton qui a grossi de manière à atteindre le volume du pouce. Cette petite tumeur a fini par s'ouvrir et par donner issue à un *insecte* que M. Desprès a vu et qu'il dit être analogue au parasite du chien. Il était facile de voir, ajoute M. Desprès, sur la peau de l'abdomen du sujet, à l'endroit où existait la tumeur, un petit point noir ayant les dimensions de la bouche de l'insecte, et indiquant sans doute le lieu d'implantation de l'animal. C'est la première fois, au dire de M. Desprès, que la présence d'un pareil insecte est signalée chez un habitant des villes. »

Certains détails de l'observation qui précède, s'éloignent sensiblement des conditions dans lesquelles se produisent les cas ordinaires. Celle-ci semble se rapporter à ces éruptions furonculeuses ou pustuleuses que signale M. Mégnin, comme ayant été observées sur quelques-uns des grands animaux envahis par les ixodes.

Dans la séance dont je poursuis le compte rendu, « M. Liégeois dit qu'il est fréquent d'observer des faits de ce genre chez les chasseurs... si on arrache violemment l'animal du tissu où il était implanté, l'arrachement laisse après lui un sentiment de vive douleur qui persiste pendant un temps plus ou moins long, et qui est provoqué sans doute par la présence des petits crochets restés dans la plaie de la morsure ».

« M. Desormeaux a eu l'occasion d'enlever plusieurs de ces ixodes à un enfant, sur la peau duquel ils s'étaient implantés et dont ils troublaient le sommeil par les vives douleurs qu'ils occasionnaient. Cette extraction n'a pas été le moins du monde douloureuse pour le petit sujet; au contraire, les souffrances qu'il éprouvait ont paru cesser complètement après l'arrachement, au lieu de persister, comme chez les chasseurs observés par M. Liégeois. »

« M. Boinet a vu très souvent ces *insectes* sur des filles de la campagne occupées à garder les troupeaux de vaches ou de moutons. Ils s'attachent à toutes les parties du corps, quelles qu'elles soient, et on ne les en arrache pas sans douleur. »

Observation Zambelli. (*Inédite.*)

Le 25 mars 1882, se présentait à la consultation de l'hôpital de Limoges, Joseph Zambelli, ajusteur, âgé de trente-cinq ans, de Cologno (Italie). Cet homme présentait, à la partie inférieure et sur la face externe du bras droit, une lésion dont la description suit : au centre existait une eschare brune, marginée de jaune, d'un centimètre de diamètre. Elle était bornée par un sillon d'élimination circulaire, large de deux millimètres, rempli d'une humeur jaunâtre. Tout autour, s'étendait, dans un espace de deux à trois centimètres, une ulcération d'un rouge de carmin; en dehors de cette ulcération, une zone recouverte de squammes épidermiques, débris de vésicules desséchées et rompues, éparses autour des lésions centrales. Le bras et la partie supérieure de l'avant-bras avaient été rouges, nous dit le malade, mais ces parties avaient déjà repris à peu près la coloration générale des téguments. Il y restait encore un certain degré de tuméfaction. Le palper faisait reconnaître, dans l'aisselle droite, une masse indurée, résultant du gonflement symptomatique des ganglions.

L'aspect de cette lésion me frappa, et me rappela celles que j'avais observées, vingt ans auparavant, sur le cadavre de la ferme des Belles. — Quel est votre métier? dis-je à mon consultant. — Ajusteur, mécanicien, outilleur, me répondit-il. — Où travaillez-vous? — A la campagne. — Avez-vous, depuis peu, couché dans une étable? — J'y couche presque toutes les nuits. — Alors il nous raconta, dans un français assez facile à suivre, malgré quelques lacunes et les difficultés tenant à la prononciation italienne, qu'il gagnait sa vie à parcourir les campagnes, pour réparer les instruments agricoles, et que les bénéfices de ce métier étant fort restreints, il passait habituellement les nuits dans les étables des fermes où il était occupé; quinze jours auparavant, il avait couché dans une bergerie aux environs de La Châtre (Indre). Le surlendemain, il sentit une légère douleur au bras droit; il trouva, à l'endroit douloureux, une espèce de bouton qu'il reconnût être une petite bête. Il chercha à l'arracher mais elle tenait ferme et il dût s'y reprendre à trois fois avant de parvenir à l'extraire. Enfin, elle céda et Zambelli la jeta à terre et l'écrasa. Elle avait le volume d'une grosse punaise. Elle était plate et comme argentée. — A la suite de cette piqûre, le bras devint gonflé et rouge et la fièvre se déclara. Jusqu'au 24 mars, le blessé n'avait pas cessé absolument de travailler, mais il avait éprouvé le besoin de diminuer graduellement la durée de son travail journalier. Enfin, il sentit qu'il ne pouvait plus continuer et demanda d'être reçu à l'hôpital de Limoges.

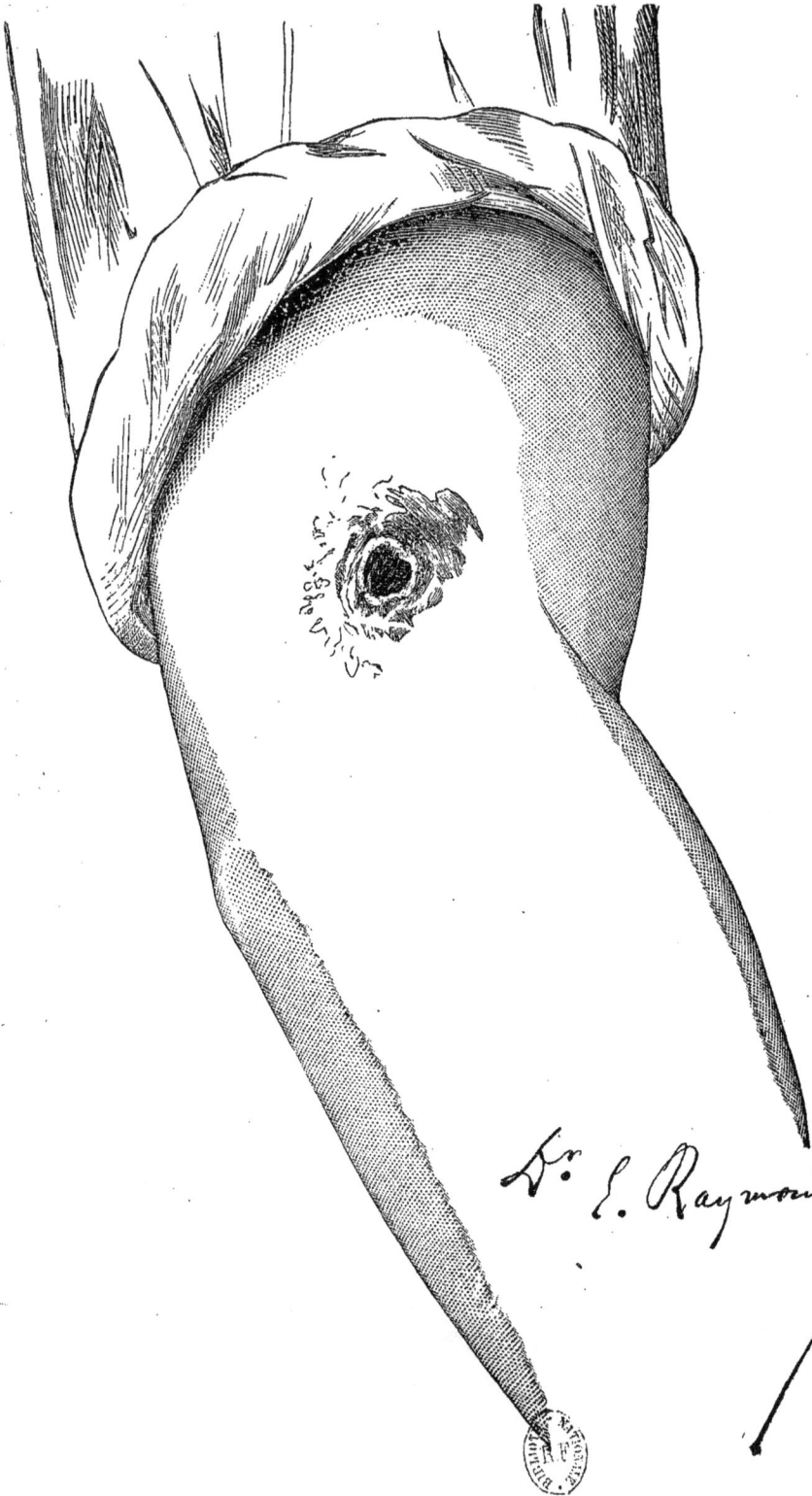

Je le fis admettre dans mon service, salle Saint-Vincent, n° 15. Il y fut, pendant quelques jours, la curiosité de la clinique. Les élèves suivaient attentivement, jour par jour, l'évolution du mal. Plusieurs confrères vinrent examiner *l'homme à la piqûre de tique*. Je reçus, à cette occasion, de divers côtés des communications intéressantes que je relaterai plus loin. L'un de mes collègues à l'hôpital, le docteur P. Lemaistre, ayant raconté au docteur Desourteaux, d'Oradour-sur-Glane, que je m'occupais des piqûres des tiques et que j'en avais actuellement un cas dans mon service, M. Desourteaux s'empressa de m'adresser obligeamment, deux de ces animaux qu'il avait recueillis sur un chien, avec un certain nombre de mélophages, pris sur des moutons. Les deux tiques présentaient cette particularité que j'ai déjà eu soin de noter, que toute la surface de leur corps était parsemée de ponctuations brillantes, ce qui leur donnait un aspect argenté. Je fis passer successivement ces deux espèces d'animaux sous les yeux de Zambelli.

Il ne fit aucune réflexion au sujet des mélophages, mais à peine eut-il aperçu les tiques qu'il s'écria : « Voici la petite bête qui m'a piqué. »

Dès le lendemain de l'entrée du malade à l'hôpital, je fis un dessin colorié de l'état du bras, alors au seizième jour de la blessure.

Le 28, l'eschare tomba et, au-dessous, apparut une surface rouge granulée, de bon aspect.

Pendant les six jours qui suivirent, les bourgeons de la membrane granuleuse se développèrent et ramenèrent le fond de l'ulcère au niveau des bords, mais sans diminuer sensiblement de son étendue superficielle. L'ulcère avait encore, le 3 avril, près d'un centimètre et demi de diamètre. Une coloration rose assez étendue régnait autour de la perte de substance. Sur cette zone, on remarquait un plexus de stries rouges, vestiges d'une circulation exagérée et quelques franges squameuses.

Cet état correspond au vingt-deuxième jour de la maladie.

Le traitement local consistait en des applications de compresses de gaze imbibées d'une solution aqueuse d'acide phénique à 2 %. Le malade était l'objet de soins particuliers : Alimentation restauratrice, préparations toniques, séjour dans la salle réduit au strict nécessaire, promenades en plein air, quand le temps le permettait. Cependant, malgré le bien-être relatif dont il jouissait, Zambelli dépérissait visiblement. — L'exploration attentive et réitérée des divers organes, l'examen des urines, nous convainquirent qu'il était exempt de toute affection viscérale, de tout principe cachectique appréciable aux moyens ordinaires d'investigation. Le malade continuait à maigrir ; son visage se décolorait ; il perdait ses forces ; il se décourageait ; l'ulcère se cicatrisait avec une extrême lenteur. L'adénite axillaire, au contraire, augmentait de volume, devenait douloureuse et résistait aux divers résolutifs mis en œuvre pour en arrêter les progrès. — Le 20 avril, Zambelli demanda à sortir. Cet homme, de haute taille et de forte constitution, encore vigoureux au moment de son entrée à l'hôpital, malgré quinze jours de maladie, etait devenu méconnaissable. Je lui représentai qu'il n'était pas guéri, que, dans l'état de faiblesse où il se trouvait, il ne pourrait pas supporter le plus petit voyage et je cherchai à le retenir quelques jours encore. Mais le lendemain, il me déclara péremptoirement qu'il voulait sortir et comme je le vis décidé à ne tenir aucun compte des formalités, je signai son exeat et lui recommandai de me donner de ses nouvelles.

Il sortit donc le 21 avril. Le 28, il m'écrivit de Masseret : « Je ne peux plus me tenir, je me traîne péniblement jusqu'à Uzerche où je désirerais entrer à l'hôpital. » — D'Uzerche, il se rendit à Brive où il resta encore quinze jours dans le service de M. le Dr Lafargue. Le chef de service lui ouvrit un vaste abcès de l'aisselle, consécutif à son adénite.

Depuis cette époque, j'ai revu deux fois Zambelli. Il porte au bras droit comme stigmate de sa piqûre d'ixode, une cicatrice indélébile.

Voilà donc une lésion des plus simples en apparence, qui a produit, chez un homme robuste et dans la force de l'âge, des accidents assez graves pour mettre sa vie en danger et dont les effets n'ont pas duré moins de cinquante jours.

La constatation positive des dangers courus par Zambelli, justifie la présomption que j'ai admise, dans une observation précédente, que des piqûres de tiques, l'une prise sur le fait, les autres signalées à l'état d'ulcères consécutifs, sur le cadavre de la ferme des Belles, pouvaient être comptées pour une large part, au nombre des causes de la mort de ce sujet.

A elles deux, ces observations suffiraient pour prouver la gravité éventuelle de ces blessures. Mais la démonstration ne se borne pas à ces faits.

M. R. Allen écrivait de Natal (*The Lancet*, le 27 août 1881) :

« Le 27 juin, j'ai été piqué par l'un de ces animaux à l'aisselle droite. Quand je l'attrapai, il avait déjà pénétré assez profondément sous la peau et je dus l'extraire de force. Le lendemain, et pendant quatre jours consécutifs, je me sentais mal à mon aise, j'avais de la céphalalgie frontale intense qui dura trois jours, de l'abattement, de l'inappétence, de la soif, de la raideur, du gonflement et de la douleur dans les muscles du bras droit et dans l'aisselle. Les ganglions axillaires étaient durs, tuméfiés, douloureux, mais ne suppurèrent pas. Les piqûres faites par l'animal devinrent des pustules entourées d'une auréole inflammatoire, noirâtre, qui se fendilla puis se dessécha. La fièvre était forte et j'éprouvai des nausées, de l'insomnie, et, vers la fin, de la diarrhée. » (*Encyclopédie internationale de chirurgie, fasc. 5*).

Quant à la fréquence des piqûres d'ixodes, il me sera facile d'établir qu'elles sont infiniment plus communes qu'on ne serait tenté de le supposer, d'après le silence des auteurs qui se sont occupés de l'étude des maladies parasitaires.

Ce qui prouve combien, sur cette question, la matière est abondante, c'est qu'il m'est arrivé bien rarement d'énoncer le sujet du présent travail, sans qu'aussitôt mon interlocuteur ne se mît à me raconter un ou plusieurs faits qui s'y rapportaient. C'est ainsi que mon collègue, M. le professeur P. Lemaistre, à propos de l'observation de Zambelli, m'a dit avoir extrait deux tiques de la tête d'un enfant.

Des communications analogues m'ont été faites par divers confrères : M. le Dr Sensaud, de Saint-Germain, connaît deux individus chez lesquels des tiques ont été extraites, chez l'un du pied, chez l'autre du scrotum. Il en a extrait lui-même une, implantée sur la nuque, à son père.

M. le Dr Demartial, de La Souterraine, m'a cité trois personnes chez lesquelles la même opération a dû être pratiquée.

M. le Dr Desourteaux, à Oradour-sur-Glane, M. le Dr Laborderie, à Bersac, ont vu des tiques sur l'homme dans les pays où ils pratiquent.

Voici une observation toute personnelle à l'auteur, qu'a bien voulu me communiquer un confrère de l'armée. M. le Dr L..., étant avec son régiment, au camp de Meucon, près de Vannes, a été piqué par une tique ; comme il cherchait à l'arracher, l'animal s'est rompu, la tête est restée dans les tissus et a donné lieu à un abcès qui a mis quinze jours à guérir.

Le fait des blessures de tiques sur l'espèce humaine est même connu de bien des personnes étrangères à la médecine.

Me trouvant en Périgord, au mois de septembre 1864, je cherchais à me procurer des tiques qui sont très communes dans le pays. Une fille de service qui m'entendait en parler me dit que sa mère ayant été piquée par l'une d'elles, il en était résulté un ulcère, large et profond, capable de contenir une noix et qui donna lieu à de longues et vives douleurs.

Mme F..., du Dorat, m'a assuré avoir vu plusieurs fois des tiques blesser des personnes de l'un et de l'autre sexe. Sa sœur en avait eu une implantée dans la tête et l'on eut de la peine à l'extraire. (1er avril 1883.)

M. D..., de Châteauponsac, un ardent chasseur, a rencontré dans son pays, des tiques sur les fougères ; il en trouve fréquemment sur ses chiens ; il en a vu sur des hommes ; il en a recueilli sur lui-même. (5 juillet 1884.)

Des observations, des considérations qui précèdent, il résulte que par leur gravité propre, par celle qu'elles peuvent contracter de l'addition d'un virus étranger, par leur fréquence, les piqûres d'ixodes méritent d'être prises en sérieuse considération.

On trouve mentionnées dans les traités d'anatomie pathologique et de pathologie, bien des causes morbides, bien des lésions, qui ne sont ni plus fréquentes ni plus graves que celles dont il s'agit ici. Les piqûres de l'abeille, de la guêpe, du frelon, sont moins dangereuses; les dégâts causés par la mouche carnassière, bien plus rares. Quand à l'histoire pathologique de la tarentule, de l'œstre, du dragonneau, etc., etc. Elle est moins intéressante, ces animaux étant spéciaux à certains pays. A tous les titres, il convient donc de placer les blessures des ixodes à côté de celles que je viens de rappeler et cette addition dans les traités généraux, comblerait certainement une lacune.

Cette vue paraît avoir été adoptée dans *l'Encyclopédie internationale de chirurgie,* dont la publication a commencé en 1883 et qui se continue. Le rédacteur de l'article *Plaies empoisonnées,* John Richard, fait figurer les ixodes parmi les animaux dont l'homme a à redouter les atteintes. Mais les quelques lignes qu'il consacre à ces parasites, ne sont nullement en rapport avec l'importance du sujet :

« Certains ixodes ou tiques, dit-il, sont très irritants; dans les bois de New-Jersey, dont le sol est sec et sablonneux, et peut-être ailleurs, on en trouve une petite variété qui s'insinue sous la peau. J'ai connu plusieurs enfants qui en étaient couverts, surtout dans les jambes et au scrotum ; la démangeaison était intolérable, surtout la nuit et rendait tout sommeil impossible. Cependant, dans les climats tropicaux, on en trouve des espèces plus grosses. En 1881, j'ai vu un Monsieur qui, depuis plusieurs années, portait ensevelie dans son thorax, la tête calleuse d'un gros ixode, ce qui lui causait une grande gêne. »

Quelque idée que l'on se fasse de l'utilité qu'il peut y avoir à s'occuper des lésions en elles-mêmes que les ixodes peuvent produire, cette étude a une importance relative qu'il est impossible de méconnaître. Les tiques sont communes dans certaines contrées ou sévissent les maladies charbonneuses. Or, il existe entre la piqûre de la tique et le début de la pustule maligne, une ressemblance symptomatique telle qu'un même nom, celui de *puce maligne,* a, dans certaines contrées, été imposé à ces deux lésions. Mais si la première est comparativement peu grave, l'autre présente un danger extrême; les secours sont urgents et la thérapeutique doit être énergique. Il est donc incontestablement utile de signaler les différences qui permettent de distinguer ces deux affections l'une de l'autre. C'est ce qu'a fait avec beaucoup de soin M. Mauvezin, dans le passage cité auquel je renvoie.

Ainsi, indépendamment de tout autre intérêt, l'histoire pathologique des ixodes offre un avantage spécial, celui de compléter le diagnostic différentiel de la pustule maligne.

Pour forcer l'ixode du chien, du mouton, du bœuf, du cheval, à lâcher sa proie, les vétérinaires conseillent d'oindre l'animal avec de l'huile ou de toucher le parasite avec un peu de benzine ou d'essence. Ainsi traitées, beaucoup de tiques tombent ou sèchent sur place. Mais ce moyen ne réussit pas toujours. Il reste alors la ressource de les couper avec des ciseaux ou de les arracher une à une.

Quand il s'agit de l'espèce humaine, les indications du traitement se réduisent à deux : extraire le parasite ; soigner les lésions qui résultent de sa blessure.

Pour extraire l'ixode, plusieurs moyens se présentent. Le meilleur consiste à débrider, par une ou plusieurs petites incisions, autour de la tête de l'animal conservé entier, et à se servir de l'ampoule abdominale pour exercer des tractions que le débridement préalable aura rendues plus efficaces.

Si l'on est pressé de se débarrasser du parasite, on peut, d'un coup de ciseaux en exciser la partie saillante. Dans ce cas, et dans celui où, par une fausse manœuvre, on aurait rompu l'animal, on peut abandonner le suçoir à l'élimination spontanée qui aura lieu par voie de sphacèle ; ou bien, ce qui vaut mieux, extraire la partie incluse, à la faveur d'un petit débridement.

Les pustules, les abcès, les ulcères consécutifs réclament, suivant les cas, l'application de topiques émollients, calmants, détersifs, antiseptiques.

*
* *

En esquissant cette monographie du genre ixode, considéré dans ses afférences avec la pathologie, j'ai eu pour but :

1° De provoquer de nouvelles recherches sur ce sujet, encore peu étudié ;

2° D'appeler, sur les dangers qui peuvent résulter des blessures faites par les ixodes, la vigilante attention des personnes préposées au soin ou à l'élevage des animaux, de celles qui ont pour mission de veiller à la sécurité publique et de celles qui sont vouées à la protection de la santé de l'homme ;

3° De démontrer que les affections qui peuvent être la conséquence de ces blessures, avec leur étiologie précise, leur symptomatologie et leur diagnostic déjà avancés, leur pronostic éventuellement grave, leur prophylaxie certaine, leur traitement rationel, méritent d'occuper une place dans le groupe des affections parasitaires.

Ce mémoire fut communiqué à la section de pathologie générale et d'anatomie pathologique du congrès international des sciences médicales de Copenhague, dans la séance du 12 août 1884.

A la suite de cette communication, deux membres de la section, MM. les professeurs Sangalli, de Pavie, et Virchow, de Berlin, demandèrent successivement la parole.

M. Sangalli cita un cas de piqûre de tique, observé sur un de ses élèves. C'était au scrotum que la lésion avait eu lieu. Des accidents d'une certaine intensité, gonflement, douleur vive..... commençaient à se développer. Une ligature appliquée sur la partie où l'ixode avait implanté son bec, lui fit lâcher prise et délivra le blessé.

M. Virchow dit qu'en Allemagne les ixodes ne sont pas rares. Généralement, on y fait peu de cas de leurs blessures ; les femmes de la campagne en débarrassent elles-mêmes leurs enfants, à l'aide de l'instrument le plus simple, une épingle, par exemple. — Il ne connaît pas de cas qui soit devenu grave.

L'auteur de la communication répond que le plus souvent, en effet, ces blessures ne le sont pas ; mais qu'éventuellement, elles peuvent le devenir et que le but principal de son travail est de démontrer, par des exemples bien constatés, la gravité exceptionnelle que, dans certains cas, elles peuvent présenter.

Limoges, le 15 septembre 1885.

Dʳ E. RAYMONDAUD,

Profésseur de clinique chirurgicale à l'École de médecine de Limoges.

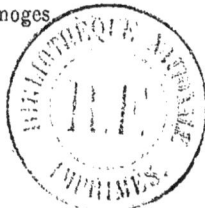

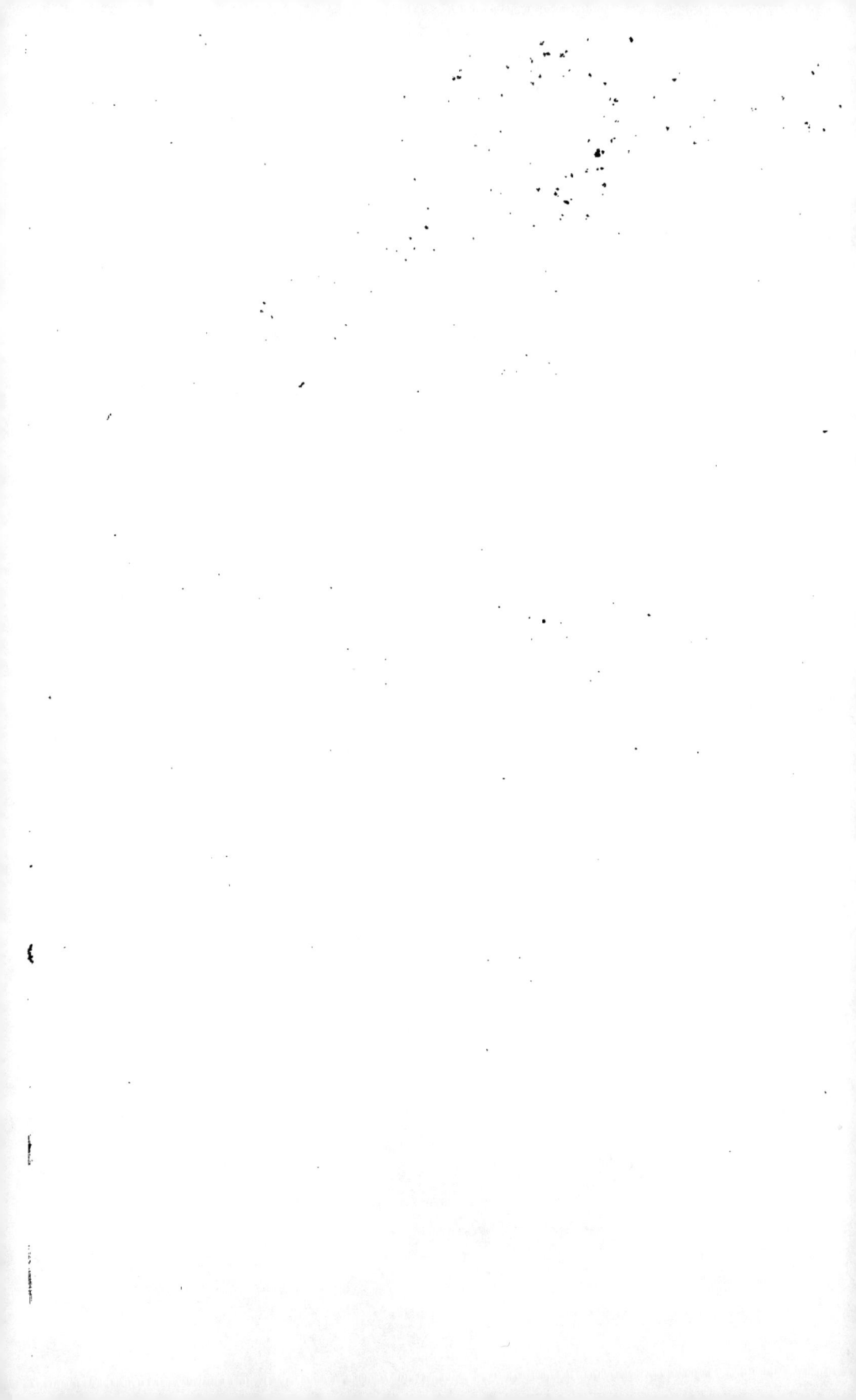

www.ingramcontent.com/pod-product-compliance
Lightning Source LLC
Chambersburg PA
CBHW060512210326
41520CB00015B/4204